中老年健康科普系列丛书／肠道健康篇

主编 张赞

# 肠道健康

# 人长寿

## 学习肠道知识　助力身体健康

肠易激综合征 / 克罗恩病 / 结肠炎 / 腹泻 / 便秘

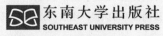

东南大学出版社
SOUTHEAST UNIVERSITY PRESS

·南京·

## 内容提要

本书简要介绍了日常生活中常见的,尤其是中老年人易患的几种肠道疾病的病因、症状以及相应的规范治疗方法和日常保健事项,以为读者提供有关肠道及其健康调理的基础知识,为广大读者尤其是中老年人的健康助力。

### 图书在版编目 (CIP) 数据

肠道健康 人长寿 / 张赞主编 . 南京:东南大学出版社,2020.8
 (中老年健康科普系列丛书)
 ISBN 978-7-5641-8944-0

Ⅰ . ①肠… Ⅱ . ①张… Ⅲ . ①肠 - 保健 - 基本知识
IV. ① R574

中国版本图书馆 CIP 数据核字 (2020) 第 112530 号

**肠道健康 人长寿**
Changdao Jiankang Ren Changshou

| | | | | |
|---|---|---|---|---|
| 主 编 | 张 赞 | | 责任编辑 | 刘 坚 |
| 电 话 | (025)83793329 **QQ**: 635353748 | | 电子邮箱 | liu-jian@seu.edu.cn |
| 出版发行 | 东南大学出版社 | | 出 版 人 | 江建中 |
| 地 址 | 南京市四牌楼 2 号 | | 邮 编 | 210096 |
| 销售电话 | (025)83794561/83794174/83794121/83795801/83792174 83795802/57711295( 传真 ) | | | |
| 网 址 | http://www.seupress.com | | 电子邮件 | press@seupress.com |
| 经 销 | 全国各地新华书店 | | 印 刷 | 南京工大印务有限公司 |
| 开 本 | 700mm×1000mm 1/16 | | 印 张 5 字 数 | 110 千字 |
| 版 次 | 2020 年 8 月第 1 版 | | 印 次 | 2020 年 8 月第 1 次印刷 |
| 书 号 | ISBN 978-7-5641-8944-0 | | | |
| 定 价 | 48.00 元 | | | |

# 前 言

　　腹泻、腹胀、便秘、肠鸣……如果大家或多或少有这些问题，就说明肠道在"闹脾气"了，可千万不要忽视！有数据表明，肠道系统疾病患病率呈上升趋势，并且日益年轻化。在最常见的恶性肿瘤中，大肠癌发病率逐年上升。除了肠癌外，心脏病、老年痴呆、高血压、肝硬化等疾病皆与肠道菌群失调密切相关，在某种程度上可以说人们的健康生活离不开肠道健康。

　　口腔是人体消化道的起点，而肛门则是人体消化道的终端器官。从食物进入人体的口腔开始，经过胃和小肠的消化吸收后，再经过大肠，最终到达直肠由肛门排出，在这个消化过程中，大肠的主要功能是分泌肠黏液、吸收水分及无机盐、储存食物残渣、形成粪便和排泄等。

　　如果肠道有问题，就会直接影响到食物的吸收和废弃物的排泄，也就会进一步影响人体的健康了。因此，肠道作为人体的消化吸收器官，一直默默地为人体健康做贡献，但是人们平常总是忽略它的存在，因为它看上去既不像心脏那么重要，又不会像胃一样每天定时地提醒自己该补充能量了，而且肠道疾病听上去又不是那么体面，人们甚至羞于谈到自己的肠道以及肠道的疾病。但事实上，肠道才是健康美丽的关键。

　　肠道素来就有人体"第二大脑"之称，健康的肠道是人们身体健康、延年益寿的保证;反之,它就有可能成为疾病的来源,成为人体衰老的加速器。因此,肠道保健,刻不容缓。

# 目 录

# 第1章

# 肠道 — 被低估的"超级器官"

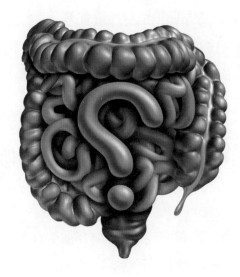

图 1-1 人体内盘曲的肠道

如果不去了解，我们大多数人可能不会知道，在我们 1 米多高的身体里，盘曲在肚子里的肠道竟有 8~10 米之长，约为身高的 4~5 倍，完全伸展开约有 200 平方米，大约相当于半个篮球场那么大。因为饮食习惯和个体差异，每个人的肠道长短也不相同。

肠道是人体最大的消化吸收器官，人体所需的大部分营养都由肠道消化吸收；肠道也是人体里最大的排毒器官，人体绝大部分的毒素由肠道排出；肠道是人体最大的免疫器官，肠内菌群平衡支持了人

1

体的整个生命活动,肠道内有着人体最大的微生态环境,其细菌数量多达 100 万亿个 400 多种。肠道是人体"第二大脑",王后福等在《微生物营养物质代谢与微生物–肠–脑轴互作研究进展》中指出,肠道与大脑之间存在着密切的双向交流,交流通信途径包括神经、激素和免疫介质等。胃肠道微生物通过参与肠道与大脑之间的交流,影响正常的肠道稳态与功能,维持机体的适当行为。很多研究资料证实,肠–脑轴的神经冲动的发放和回馈都与肠道有关。

无论从体积上还是从作用上,肠道绝对是我们身体里的超级器官。有鉴于此,我们要像呵护婴儿那样呵护我们的肠道。

## 第 1 节　肠道是重要的营养吸收器官

煎、炒、烹、炸、焖、熘、熬、炖,各种食材华丽变身为一道道酸、甜、苦、辣、麻、咸的美食,来满足我们贪婪的味蕾。食物从口腔进入消化道后,会用 24~72 小时走完长约 9 米的旅程。在这个过程中,肠道每一个部位都会被调动起来开始它的工作。肠道就像一个严谨认真的操作员,从这些被咀嚼和消化的食物里挑挑拣拣,通过小肠内数量惊人的绒毛来吸收支撑人体运转的营养物质,取其精华去其糟粕,然后将残渣排出体外。

人体几乎 100% 的营养物质都靠肠道吸收,这项工作几乎被它垄断,一旦肠道"罢工",我们连"临时工"都找不到。可见拥有一个健康的肠道是多么重要。

# 第 2 节 肠道是人体最大的免疫器官

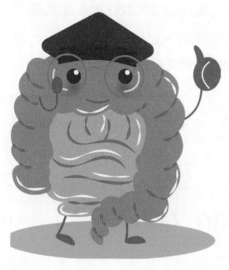

图 1-2 肠道是人体最大的免疫器官

肠道既是消化吸收器官,也是人体最大的免疫器官,它在履行消化吸收使命的同时,也承担着人体大部分的免疫功能,是人体防御疾病机制的重要组成部分。我们吃进去的食物种类繁多,肠道的环境也很复杂,有益的、有害的物质在肠道内并存,为了避免有害物质被吸收输送,我们身体的免疫机制将大部分免疫"防卫部队"配置在了肠道。

淋巴组织就是肠道里的这支"大部队"。人体大部分的淋巴结分布在肠道。肠道的黏膜组织具有黏膜层淋巴组织,会制造大量的免疫球蛋白,免疫球蛋白可以说是人体免疫系统中最精密的仪器,它能准确分辨肠道里的细菌,是敌是友,一看便知。如果是有益菌,就与其共同作战;如果是有害菌,就果断将其排除。

人体免疫系统里另一个重要角色就是肠道里的派伊尔结 (Peyer's patches)。在小肠末端、回肠部分,有很多小突起,这就是派伊尔结,它是哺乳动物体内最大的淋巴组织。派伊尔结既是肠道里的侦察兵,也是指挥官。它本着"守土有责、守土尽责"的原则,时刻侦察着肠道环境,一旦发现有可疑"入侵者"(致病原或称为"病邪"),就会立即指挥肠道里的免疫"部队",生产大量的免疫球蛋白,对"入侵者"围攻作战。

如果我们的身体年轻而健康,那么派伊尔结的数目就比较多,突起明显;年纪大的且身体虚弱多病的人,派伊尔结的数目就会减少,表面也会比较平坦,突起不明显。无论是健康的人还是身体虚弱的人,一旦肠道出现炎症,派伊尔结很快就会溃烂,并发出种种信号,为我们的身体拉响警报。

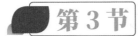

## 第3节
# 肠道是人体最大的"排毒器官"

健康的肠道绝对是个"负责"的"好员工",每隔18~24小时就会"清扫垃圾",一丝不苟,生怕有"卫生死角"。因为人体绝大部分的毒素是由肠道排出体外的,所以它深知"重担在身,不敢马虎"。

但是,一旦肠道出现消化、吸收不好,排泄不畅的问题,就会给食物残渣留下可乘之机,强占"温床"不走。食物残渣会在肠内干结、腐败、发酵,产生多种毒素,时间一长就会恶性刺激肠道内壁,诱发炎症,严重的还会发生痉挛。肠道一旦不舒服,它的吸收作用就会受到扰乱,我们身体需要的营养就不能按时按量输送了,并且产生的毒素会被大肠重复吸收,溶入血液。经过人体全身的血液循环,毒素可能会通过毛细血管到达皮肤,可能会加速皮肤老化,使面色暗黄无光泽,并且加速皱纹形成,色斑也会加重。

# 第 4 节 肠道是人体的"第二大脑"

1996 年,美国哥伦比亚大学教授迈克·格尔森提出了"第二大脑"理论,认为肠道是人体的第二个大脑。肠道的神经元一直被认为仅仅能控制消化和蠕动。然而,随着对肠道菌群调控功能了解的不断深入,科学家们发现,肠道和人体大脑有着十分广泛的联系。这种联系是通过奇妙的"肠–脑轴"实现的。健康的肠道菌群不仅能调节肠道生理功能,还能影响脑的活动甚至许多行为。

乳业生物技术国家重点实验室参与编纂的《益生菌》一书指出:相关研究证实,实际上肠道拥有独立于大脑、规模远超脊髓和周围神经的复杂神经系统。肠道通过副交感神经直连大脑,将肠道健康信息和不良信息从肠道传递给大脑,然后由大脑进行甄别梳理。大脑指挥肠道把优良的信息继续贮存和利用,同时把不良的信息调整后,反馈给肠道,从而实现正常的生理活动。肠、脑两者互相协调,这就是目前所说的肠–脑轴功能。

科学研究还发现,肠–脑轴负责向大脑递送大脑所需的绝大多数的重要神经递质(如:多巴胺、5–羟色胺)。如果肠道传递的这些物质减少,会使神经信息传递减少,人的思维或行动本能行为下降。肠道功能减弱、菌群失调等,是影响人的睡眠、情绪与精神状态的重要原因。

因此,肠道功能和肠道菌群,是通过肠–脑轴来影响人们的情绪与行为的。可以说,保持大便通畅,建立正常的菌群,保护好肠道,对于保持脑健康和全身健康至关重要。

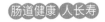
## 第5节 肠道年龄是人体的"第三年龄"

肠道每天进行着繁忙的工作,消化、吸收、排泄,一刻不得闲,是人体内最"辛苦"的系统。但是这个系统的工作还不止这些,肠道还是人体最大的微生态系统。

亚洲乳酸菌学会联盟会长、知名肠道健康专家蔡英杰教授指出:肠道中 20% 是有益菌,20% 是有害菌,其他则是中性菌。随着人体生理年龄的增长,如果肠道内的有害菌比例升高,人体的衰老过程就会加快。另外,肠道内的有害细菌还会为疾病的产生创造出有利条件,导致各种疾病发作,影响人体健康乃至寿命。相关研究表明,随着人的年龄的增长和能量摄入的限制,肠道菌群代谢出现明显的变化,肠道菌群代谢可能与寿命的长短和疾病的发生与否存在密切的联系。人体肠道内的有益菌和有害菌,会因为人体及外界等各种不同的因素而产生变化。通过肠道菌群的变化,我们能够看出人体衰老的程度,从而采取措施管理我们的身体,延长我们的寿命。

肠道内微生态环境对人体健康至关重要,所以科学家提出了"肠道年龄"这一新概念,也就是"第三年龄"(生理年龄和心理年龄被称为第一、第二年龄)。如果反映"第三年龄"的肠道提前衰老,就很难维持"第一年龄"和"第二年龄"的青春。所以,想要长寿,就要有一个健康的肠道!

# 第 2 章

# 肠道易发生的各种疾病

人们在日常生活中经常会受到各种各样的肠道问题的困扰, 如便秘、慢性腹泻等。很多人在遇到这些问题时经常会胡乱吃点药而不去咨询专业医生, 结果是吃药后症状有所缓解却没有从根本上解决问题。下文将介绍几种常见的肠道疾病, 以帮助人们了解这些疾病的基本知识以及在遭受这些疾病困扰时应采取的应对措施。

## 第1节 肠易激综合征

肠易激综合征 (IBS) 是一种常见的功能性肠病，以腹痛、腹胀、腹泻、便秘等腹部不适为主要症状，排便后可以有所改善，常伴有排便习惯改变和大便性状改变的情况。

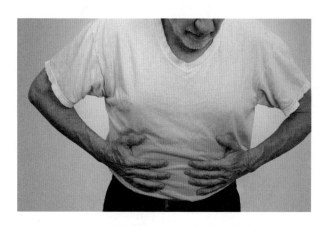

图 2-1　肠易激综合征会引起腹痛

肠易激综合征的病因有很多，通常为后天药物、饮食或精神因素，也有部分患者是由先天因素导致的。

### 1. 遗传因素

一般来说，肠易激综合征患者以成年人为主，但也有部分患者从童年开始患上此病，并且这些患者多具有家族病史，这说明肠易激综合征与遗传因素也有关。

### 2. 滥用药物

经常服用泻药的便秘患者，也易患肠易激综合征，通常越用药物，其肠道功能可能就越紊乱, 最后导致便秘和腹泻交替出现。某些抗高血压的药物也可能加重结肠的过敏症状。此外, 如果抗生素使用不当, 也会引起菌群失调, 继发肠易激综合征。

### 3. 饮食不当

长期进食肠道难以适应的生、冷及刺激性食物, 会引发此症; 有些人可能由于体内缺乏乳糖醇, 从而引起乳糖类消化不良, 诱发肠易激综合征。此外, 一般人肠道内的菌群以厌氧菌为主, 而通过摄取不同种类的食物, 可影响肠道菌群中厌氧菌与需氧菌的比例, 如过多食用麦类食物, 将使肠道内的厌氧菌减少、需氧菌增加, 从而引发该症。

### 4. 精神焦虑

有些人在紧张、焦虑、激动、抑郁、恐惧等因素刺激下, 会出现自主神经功能紊乱的症状, 继而出现结肠运动功能和分泌失调, 引发肠易激综合征。

### 5. 其他因素

肠易激综合征还有诸多其他诱因, 也有可能诱发或加重肠易激综合征, 如人体内分泌的影响、胃肠激素的变化、微量元素的改变、气候变化, 以及肠道寄生虫病和肠道感染后遗症等。

肠易激综合征是比较常见的肠道功能性疾病, 随着社会竞争和生活压力的增大, 患者数量日益增多。该症状患者的临床表现多种多样, 主要以各种肠道不适为主, 没有特异性。肠易激综合征属于良性疾病, 一般不会危及生命, 但是一旦发作, 对患者的日常生活影响较大, 因此患者在日常生活中需要多加注意 。

# 第2节 克罗恩病

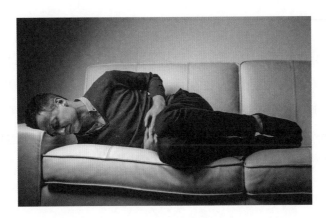

图 2-2　腹痛是克罗恩病的常见症状

克罗恩病虽然由来已久,已是常见的肠道疾病之一,但也是消化系统的"头号怪病",目前医学界对于克罗恩病这一顽疾还没有做到"了如指掌"。

克罗恩病目前仍是一种原因不明的肠道炎症性疾病,可能与感染、遗传、肠道功能紊乱、体液免疫和细胞免疫有一定关系。该病在肠道的任何部位都可能发生,在末端回肠和右半结肠部位比较多见。克罗恩病又称局限性肠炎、局限性回肠炎、节段性肠炎和肉芽肿性肠炎,多发于18~35岁的青壮年人群,男性多于女性。克罗恩病往往病程冗长,反复发作,不易根治。克罗恩病在临床上表现为腹痛、腹泻等症状,伴有发热、营养障碍等肠外表现。

腹痛是克罗恩病的最常见症状,疼痛部位多位于脐周、右下腹,多为痉挛性的疼痛,呈间歇性,有时伴有肠鸣。

腹泻也是克罗恩病的常见症状之一，排出粪便多为糊状，一般没有肉眼可见的脓血。如果病变蔓延到远端的结肠或直肠肛门，可能会伴有脓血粪便。

发热是克罗恩病常见的全身表现之一，与炎症及继发感染有关。

大多数的克罗恩病患者有不同程度的营养不良的情况，营养不良的主要临床表现为消瘦、贫血、低蛋白血症、易感染和维生素缺乏等，青春期前发病的克罗恩病患者常伴有生长和发育障碍。

此外，克罗恩病患者还可能出现眼部病变、肝脏病变、血液系统疾病、心肺疾病等肠外表现。肠梗阻、肠穿孔、少见消化道出血等也是克罗恩病常见的并发症。一旦出现并发症，说明病情变得严重，要及时进行进一步的相关治疗。

医学上目前还没有根治克罗恩病的方法，许多病人出现并发症，需要进行手术治疗，而且手术后复发的概率很高。克罗恩病的复发率与病变范围、病症侵袭的强弱、病程的长短、年龄的大小等因素有关，死亡率也随着相关因素程度的增加而增高。

## 第 3 节 结肠炎

结肠炎是指因某些原因引起的结肠炎症性病变，病因尚未完全明确，在乙状结肠比较多见，主要临床症状表现为腹泻、腹痛、黏液便及脓血便等，严重者还会出现大便秘结的情况，导致几天不能正常排便，还可能伴有腹胀、肠鸣、身体乏力、失眠、多梦等症状。

结肠炎的病因虽尚未完全明确，但目前医学界普遍认为，本病的

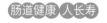 

发生主要有细菌感染、精神因素、遗传因素、营养不良这几大原因。

### 1. 细菌感染

肠道如果感染了有害细菌或霉菌等,会长期处于炎症状态。结肠炎的病理变化和临床表现与细菌性疾病非常相似,并且在某些病例粪便中发现了细菌,比如链球菌。一些结肠炎患者的治疗要使用抗生素才有效,所以说细菌感染也可能是本病的病因之一。

### 2. 精神因素

结肠炎患者多有以下某些性格特征:对于生活中重大事件的心理承受能力和适应性差,临床表现伴有焦虑紧张、多疑以及自主神经功能紊乱等症状。

### 3. 遗传因素

据国外文献统计,在欧美,结肠炎患者的直系亲属中发病概率比较高。这种疾病的家族发病率比较高,种族间的发病率有明显的差异,因而有人提出这种疾病的发生可能与遗传因素有关。

### 4. 其他因素

人体长期处于营养不良状态,或经常处于过度疲劳状态,或情绪容易波动等,都有可能诱发结肠炎。

肠道疾病最怕的就是延误治疗。结肠炎早期发病比较隐蔽,当出现持续腹痛、腹泻、便秘等症状时,千万别以为只是小事,认为吃点药过几天就好了,一拖再拖。一旦患上结肠炎,如果不及时进行治疗,可能还会引发便血、中毒性肠扩张、肠狭窄等并发症,其中中毒性肠扩张是比较严重的并发症,致死率比较高。

# 第 4 节 腹泻

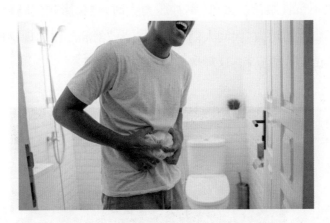

图 2-3  腹泻

提到腹泻,人们的第一反应就是"拉肚子",要经常上厕所,但是实际上科学地讲,腹泻几乎与排便次数没有关系。即使一天只排一次大便,如果大便稀薄,水分增加,呈泥状或者水状,也是腹泻。

临床上按病程长短,将腹泻分为急性和慢性两类。急性腹泻发病急剧,病程在 2~3 周之内,大多因感染引起。慢性腹泻指病程在 2 个月以上或间歇期在 2~4 周内的复发性腹泻。腹泻的病因有很多,腹部受凉、消化不良、吃了不干净的东西、食物过敏、细菌或者病毒感染是最常见的四个原因。

## 1. 腹部受凉

如果因为种种原因而导致腹部受凉,则会有可能引起肠胃功能紊乱,从而引起腹泻。但是,一般来说,因为腹部着凉而引起腹泻时,只要多喝一些温开水或者红糖姜水,就能很快缓解。

13

## 2. 消化不良

有些人肠胃功能差,吃了一些油腻食物或者暴饮暴食之后就会出现消化不良性腹泻。此外,精神压力大时,也会影响到肠胃功能,出现消化不良性腹泻,在民间人们常常称之为"滑肠",在出现这种情况时只要注意调整饮食结构,这种情况就会逐渐改善。

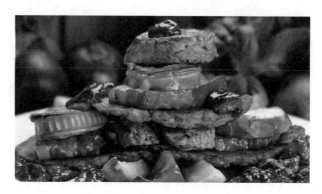

图 2-4　对肠道不利的油腻食物

## 3. 饮食不洁或被污染

这也是现实生活中一个比较常见的原因,如果吃了没有清洗干净的蔬菜水果或者不洁、变质的食物,就非常容易感染病菌而引起不同程度的腹痛、腹泻等症状。尤其在夏季,食物变质速度非常快,稍不注意饮食就会因饮食不洁而引起腹泻。

## 4. 食物过敏

有些人体质比较敏感,吃了某些食物后会引起肠道过敏,也会出现腹泻症状。比如有些人喝了纯牛奶之后因"乳糖不耐受"而产生腹泻,因此这类人群可以用酸奶代替纯牛奶来补充营养。

### 5. 细菌或者病毒感染

如平时不注意个人卫生,则会非常容易感染细菌或者病毒,从而导致腹泻。尤其在秋季,很多小儿非常容易感染轮状病毒而引发腹泻。需要注意的是,在治疗病毒感染性腹泻时不能随便吃抗生素类药物,因为吃这类药物并不会起到治疗效果。

很多人将腹泻视为日常生活中常见的拉肚子不加以重视,殊不知严重腹泻会引起脱水和人体电解质紊乱,长期腹泻还会造成营养不良、贫血、维生素缺乏等,对人体极易造成进一步伤害,所以在日常生活中,无论是什么原因引起的腹泻,我们都要加以重视,切记"病从口入",注意饮食卫生、健康、合理。

## 第 5 节　便秘

随着经济发展和生活水平的提高,人们的饮食结构和生活习惯发生了很大变化,便秘的发病率异常升高,尤其在小儿、老年人中更为常见。便秘是临床上最常见、也非常复杂的消化道疾病之一。

便秘在临床上分为器质性和功能性便秘。器质性便秘是指结肠、直肠发生了形态异常而导致排便梗阻,如患有结直肠癌(colorectal cancer, CRC)。功能性便秘在临床上又分为结肠型、直肠型和混合型三种。

结肠型便秘患者通常没有排便欲望,肠道内的残渣在结肠内停留时间与正常人相比较长,往往需要借助刺激性泻药排便。直肠型便秘

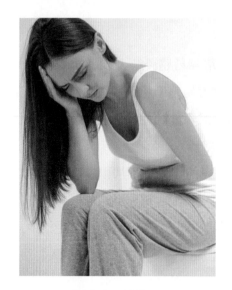

图 2-5 便秘

患者的全结肠运动时间正常,食物残渣在直肠内停留时间过长,无法将粪便从直肠很好地排空。混合型便秘即同时具有结肠型和直肠型两种类型的表现,在临床上是最多见的病症。

# 便秘 —— 困扰男女老少的"通病"

很多人都曾偶尔遭受便秘的困扰,但并没有对其特别关注,而且很多人也认为便秘并不是什么大问题,在日常生活中也没有高度重视,殊不知,便秘与人的健康密切相关。

受生活水平的提高、饮食结构的变化、工作压力的增大等因素的综合影响,近年来患有便秘的人群越来越多。有数据统计,在中国每三个人中就有一人可能遭受便秘的困扰,并且易发人群十分广泛,其中尤其以老年人和儿童为主。

据 2018 年国家癌症中心发布的最新数据显示,2014 年我国的结直肠癌新发病例达到 37 万例,约占全世界的 26%;发病率约为 28/10 万人,在所有的恶性肿瘤中排名第三,仅次于肺癌和胃癌。在死亡率方面,中国结直肠癌患者的死亡率约为 13.13/10 万人,占恶性肿瘤患者死亡总数的 7.8%,排在第五位。从数据来看,我国结直肠癌的发病率和死亡率均保持连续上升趋势。

当然,结直肠癌属于便秘引起的一种比较严重的后果,便秘对肠道的危害,还有很多其他人们看得到和看不到的"外伤"和"内伤"。便秘如同一面"魔镜",总能照出我们平常不在意的肠道问题。便秘对肠道、对人体的危害不容小觑,所以这也是本书在此花大量篇幅介绍便秘的原因所在。

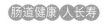 

## 第1节 便秘的症状

从医学上讲,便秘包括了排便间隔时间长、大便干结、排便时间长、排便困难、每次排便量少、排不干净等问题。

便秘可分为轻度便秘、中度便秘和重度便秘。

轻度便秘:便秘症状较轻,经用力排便可排出大便,尚未严重影响生活;或经一般处理,如调整饮食,多喝水,多吃蔬菜、水果等,以及加强体育锻炼即能好转,无须用泻药或很少用泻药。

中度便秘:介于轻度与重度两者之间,如大便干燥,排便十分费力,但经用力排便尚能将干燥的大便排出;或排便困难,经饮食调理,多喝水,多吃绿叶蔬菜及加强体育锻炼等虽然有效,但尚需配合服用药物等,方能用力排出大便。

重度便秘:便秘症状严重,大便干燥难解,数日不排便,甚至一周或十余天不排便,持续不愈,患者因便秘痛苦不堪,严重影响生活,甚至对泻药产生药物依赖,或药物治疗无效,只能依靠灌肠通便等。

## 第2节 便秘导致的健康隐患

如果患者同时患有心血管疾病,便秘在给患者带来痛苦的同时也有加重原发疾病的危险,便秘也会对心血管疾病的康复产生不利影响。国内外很多研究资料指出,长期便秘会直接引起直肠炎、肛裂等疾病;

最重要的是,如果这些症状持续加重还可能会诱发心脑血管疾病,近年来,便秘已经成了诱发心绞痛、急性心肌梗死、脑出血等疾病的一个重要原因。

昆明医学院第一附属医院在一项关于《排便对于高血压患者的影响》的研究中,通过测定126例高血压患者排便前、排便中及排便后的血压并进行统计分析,比较三者的差别,评估排便对血压的影响。研究表明,排便用力可使血压升高。便秘不会直接置人于死地,却是诱发死亡的"隐形杀手"。

患有冠心病的人如果伴有便秘,由于排便费力,加之排便时间延长,排便时腹压增高,继发胸腔压力增高,会出现心率加快,致使心肌耗氧量增加,容易引起"排便性心绞痛",甚至发生心绞痛性晕厥或进一步导致心肌梗死。高血压病人如果伴有便秘,易加重高血压。排便时用力,可使心跳加快,心脏收缩加强,心搏出量增加,血压会突然升高,当压力超过血管壁的承受能力时,血管就会破裂,发生脑出血,表现为病人上厕所时突然晕倒、不省人事、口眼歪斜、语言不利、半身不遂等。

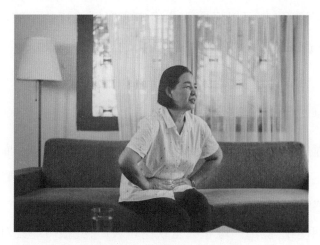

图 3-1 便秘的高血压患者

也许你没听说过有的人因为便秘在用力排便的过程中引发心脑血管意外,倒在了马桶上,但是在临床上这种现象已经屡见不鲜。对于有心脑血管疾病的老年人来说,便秘就像是一个随时可能爆炸的炸弹,让排便变成了一件非常危险的事。

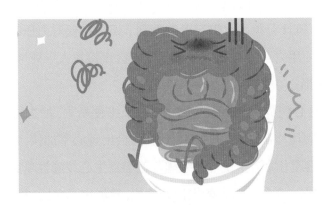

图 3-2　被堵塞的肠道

总之,便秘患者排便过程中引起的腹压高、胸压高、脑压高是造成心脑血管意外的重要因素,必须引起高度重视。而有效地防治便秘,保持大便通畅,也可以形成一个稳定高血压治疗效果的重要"保护伞"。防止心脑血管意外,从治疗便秘、稳定血压做起,是非常正确的选择。

### 1. 血压与便秘的关系

高血压患者经常遇到这样的问题:降压药一直在吃,血压却总不能降到正常范围,多次找医生调整降压方案,血压也没有降下来。有这种困惑的高血压患者应该考虑是否存在便秘的问题。

长期便秘,肠道内堆积大量代谢垃圾产物,很可能会对所有脏器的黏膜造成损伤。对脏器黏膜造成损伤的主要特征是什么呢? 轻度

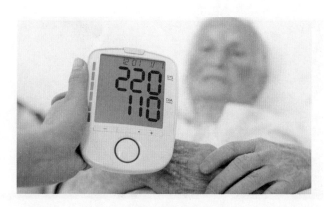

图 3-3  降不下来的血压

会造成脏器水肿;中度会造成脏器糜烂;重度会造成脏器溃疡。任何一个器官出现水肿、糜烂、溃疡,都会引发疾病。

比如我们的血管壁,除毛细血管和毛细淋巴管以外,血管壁从管腔面向外一般依次为内膜、中膜和外膜。如果长期便秘,垃圾代谢产物就会反复刺激血管黏膜,使其出现水肿、糜烂,这时候,血液中的垃圾,多余的胆固醇,多余的糖,食物中残留的重金属、激素、农药等成分都会在血管壁上附着。当这些附着物越来越多,就会形成弥漫性的斑块,斑块一旦形成,血管就会逐渐硬化,受血管硬化的影响,血压随之就会升高。

大部分患者血压升高是血管硬化造成的,但是如果没有便秘,没有体内堆积的垃圾对血管壁的刺激,就可能不会造成弥漫性斑块和血管硬化,也就可能不会引起高血压,所以一些高血压患者的病症可能与长期患有顽固性便秘有关。

**2. 高脂血症与便秘的关系**

很多人一般认为,高脂血症是吃油腻食物造成的,其实便秘也会诱

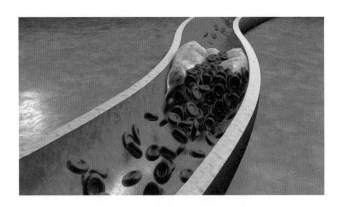

图 3-4　被堵塞的动脉血管

发高脂血症。由于长期便秘,肠道内垃圾产生的毒素可能会损害胆囊。胆囊是用来分泌胆汁的,胆汁是负责消化、分解排出多余脂肪的。但是如果长期便秘,胆汁分泌减少,消化、分解、排出脂肪的功能降低,多余脂肪可能就会在体内积存。

那么,积存的多余脂肪可能会聚集到我们身体的什么部位呢?一是可能会直接到达肝脏,形成脂肪肝;二是可能会进入血液,诱发高脂血症;三是可能会"摇身一变",由脂肪变成糖,进入血液,诱发高血糖。所以"三高"(高血压、高脂血症、高血糖)的重要诱因之一即为长期肠道功能失调及长期便秘。所以,要想治疗高脂血症,缓解、防治便秘也是一个重要的举措,需要认真对待,不可忽视。

### 3. 糖尿病与便秘的关系

糖尿病,在中医上称为"消渴症",表现为津液流失、阴虚火旺,易产生虚火。糖尿病患者身体内尤其是肠道内津液较少,引起的消化道病症较多,如口腔炎、反流性食管炎、胃炎、溃疡、肠炎等等。

糖尿病的并发症比较多,也比较复杂。糖尿病的并发症不只有胃肠道方面的疾病,患有糖尿病的人常常伴有失眠、免疫功能低下等症状,最重要的是血管病类的并发症比较多。对糖尿病患者来说,长期便秘是加重患者血糖不稳定的一个不可忽视的原因,也是诱发心脑血管疾病的原因之一,所以糖尿病人如果患有便秘,在治疗时不能只降血糖,而应该同时乃至优先治疗便秘。

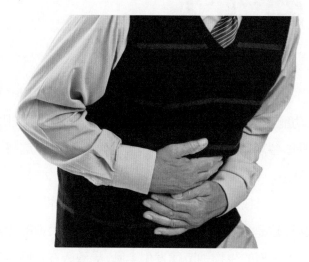

图 3-5　便秘的糖尿病人

### 4. 便秘会引起失眠

有人认为,便秘和失眠并没有关系,其实恰恰相反,便秘最容易引起失眠,而失眠反过来也会加重便秘。这是为什么呢?一是与前文我们提到的"肠–脑轴"功能失调有关,二是与便秘后体内毒素直接刺激神经系统的脑睡眠中枢有关。

便秘和失眠就像一对"难兄难弟",互相影响。所以,很多患有便秘的人,睡眠质量都会存在一定的问题。如果睡眠出了问题,对人体的

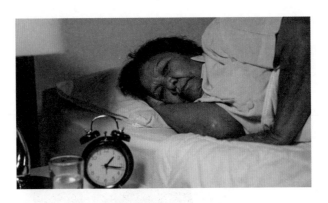

图 3-6　便秘也会引起失眠

影响就更大了。人体的能量储存、细胞组织修复、新陈代谢、免疫力、内分泌这五大功能都是在睡眠状态下完成的,如果便秘引起失眠,导致人睡眠不好,机体各项功能就会退化,脏器也会受到损害,这将严重危害人们的身体健康。

《黄帝内经》记载,胃不和而寝不安,意思是:当胃肠出了问题,往往会引起失眠,这是很有道理的。便秘可能会导致大量的毒素刺激睡眠中枢,使睡眠中枢的生物钟节律发生紊乱,导致人在该睡觉的时候睡不着,不该睡觉的时候犯困,一般多表现为晚上不睡觉而白天睡觉,所以便秘会引起失眠。

### 5. 便秘可能会引起老年痴呆

老年痴呆是大脑神经系统出现了问题,便秘是一种肠道疾病,这两者有什么关联呢?

肠道细菌能将未消化或消化后未吸收的蛋白质进一步分解为氨、胺类、硫化氢、组织胺和吲哚等有毒物质。正常情况下,这些有毒物质可随大便及时排出体外。但长期便秘的患者不仅无法及时清除这些有毒物质,还可能会不同程度地吸收它们。当这些有毒物质的量超过肝脏的解毒能力时,便会随血液循环进入大脑,逐步损害脑细胞和神经中枢,影响大脑的正常生理功能。

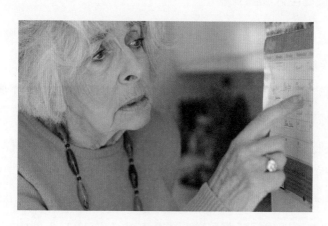

图 3-7  患有便秘的老年痴呆患者

另外,便秘导致有害物质被过量地被吸收,其中可能还包括一些氧化性物质,使得体内的还原型谷胱甘肽消耗过多,在其大量减少的情况下,老年痴呆患者的超氧化物歧化酶等酶活性增强,导致氧化应激增加,自由基累积,造成膜损伤,导致细胞内环境紊乱,细胞老化、死亡;不饱和脂肪酸经自由基作用所形成的过氧化脂质分解时可产生丙烯醛等醛类,醛类与磷酸及蛋白结合形成脂褐素,沉积于脑组织导致智力障碍。

大便里最能够影响到人体健康的物质叫作 3-甲基吲哚,又名粪臭素。这是一种肠道细菌对肠道的蛋白质进行分解时产生的毒素。3-甲基吲哚是一种剧毒的物质,只要 0.01 克,就足以毒死一只成年青蛙。

长期积存在肠道的大便会产生如粪臭素、甲烷、酚等有毒物质,如果这些有毒物质进入中枢神经系统,会致使肠-脑轴功能或机制受损,

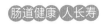 

可能会引发一系列健康问题,突出表现为记忆力下降、注意力分散、思维迟钝、头痛频发、失眠、烦躁易怒等问题。

### 6. 便秘与大肠黑变病

大肠黑变病是指由于各种原因引起消化道黏膜色素沉着的良性非炎症性疾病,以消化道黏膜固有层巨噬细胞中含大量黑色素为特征,可见于结肠、回肠、十二指肠、食管甚至胆囊。因结肠部位黑变最为常见,因此大肠黑变病的报道最多。

《大肠黑变病及相关因素分析》的研究中对 19 例大肠黑变病的临床资料、镜下表现及病理检查结果进行分析 , 总结出大肠黑变病的发病特点,结果是 :19 例大肠黑变病患者中 , 16 例有便秘史 (84.2%), 其中 14 例有长期或间断服用蒽醌类泻药史 (73.7%), 5 例伴有腺瘤性息肉, 在这19例患者中,60 岁以上人群占 10 例 (52.6%)。研究结果表明:便秘和滥用蒽醌类泻药是导致大肠黑变病的重要因素。随着年龄的增长 , 大肠黑变病检出率呈上升的趋势。

该研究还指出, 根据目前的资料,由于便秘引起大便在结肠内停留时间过长, 滞留的粪便刺激肠壁,诱导肠壁细胞凋亡而造成肠壁细胞受损, 凋亡小体 (凋亡细胞) 和组织碎片被增多的固有层巨噬细胞吞噬, 在巨噬细胞溶酶体内转化为脂褐素或其他色素,这些色素不断地沉积于固有层中,呈花斑状、网条状、鱼鳞状等,间断或连续分布,导致整个肠腔变暗,最终形成典型的黑变病。在临床中 , 内镜下被确认患大肠黑变病的患者,几乎都有长期便秘的情况。

### 7. 长期便秘增加患大肠癌的概率

长期便秘,让人身心饱受折磨,更为雪上加霜的是,大肠息肉和大

肠癌的发病率会明显增高,主要有以下两个原因:

(1)饮食结构不均衡,偏爱高脂肪、高蛋白的食物。这类患者一般日常饮食偏爱高脂肪、高蛋白的食物,这样会造成肠道内胆液和厌氧菌增多,产生较多的致癌物质,如胆酸的分子结构与致癌物多环芳烃很相似;肠道内厌氧的梭状芽孢杆菌能将脱氧胆酸转变为致癌物质 3-甲基胆蒽。

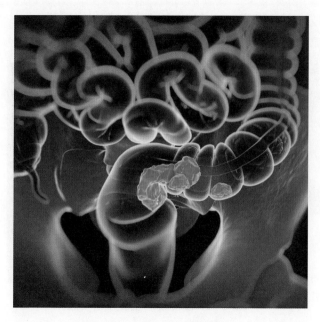

图 3-8 结肠中的恶性肿瘤

(2)大便长时间在肠道内积存。大便在肠道内停留时间长,那么肠道内的致癌物质浓度增高,容易诱发大肠癌;大便在肠道内积存过久,其中粗糙的残渣和异物长期刺激肠黏膜上皮,易造成大肠黏膜的损伤或破坏局部稳定的平衡状态,使细胞增生过快或细胞脱落速度减慢,二者兼而有之,容易形成息肉状突起。因此,长期便秘的人患大肠息肉和大肠癌的概率也较高。

### 8. 便秘可能会影响女性的"颜值"

便秘对女性颜值和健康的潜在危害也不容小觑。便秘会增加体内毒素,导致机体新陈代谢紊乱、内分泌失调及微量元素不均衡,从而出现皮肤晦暗粗糙、弹性差、色素沉着、瘙痒、面色无华、毛发枯干等症状,并产生黄褐斑、青春痘及痤疮等。毒物质会通过身体的循环系统进入全身,一部分有害物质通过皮肤排出,加速皮肤衰老。

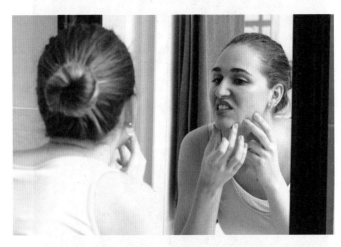

图 3-9　因便秘脸上长痘的女性

### 9. 经常便秘的女性容易患乳腺癌

便秘会导致皮肤粗糙,长痘、长斑等,这对女性来说是一个严重的美容问题,但是更要引起我们加倍重视的是,经常便秘的女性容易患乳腺癌。

美国加州大学医学院约翰教授曾对千余名妇女进行乳房疾病

检查,分析发现,排便正常的妇女,即每天一次或以上者,乳腺细胞发育异常率仅占 5%,而重度便秘的妇女,乳腺细胞发育异常率则高达23.3%,主要表现为乳腺和导管上皮非典型增生,其癌变危险性是正常人群的 5 倍。

### 10. 便秘可能会引起口臭

便秘除了对人们身体内在造成各种各样的伤害之外,还会影响人们的社交,比如让人们有令人难堪的口臭。

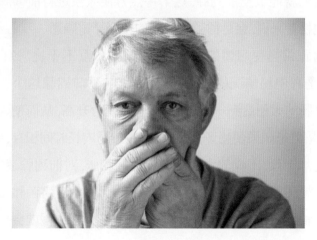

图 3-10　口臭

便秘者,尤其是习惯性便秘者,大便在肠道内长期积存,不断发酵而产生有毒气体。由大肠进入血液的气体被输送到肺部,通过呼吸一起从口中排出时,就形成了口臭。口臭实际上是肠内异常发酵产生的气体向上逆行导致的。

有毒气体和物质本来要通过肠道由肛门排出体外,但是因为便秘而排泄不畅,只能想方设法寻找别的出路,结果就从口腔和全身的皮肤

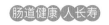 

（以汗液的形式）排出。有毒气体和物质的毒性没有改变，所以就会对口腔和皮肤造成伤害，尤其是在容易出汗的夏季，使得皮肤闻起来也总有一股刺鼻的味道。

造成口臭的因素有很多，便秘是其中一个比较常见的原因，解决了便秘问题，口臭这种令人尴尬的味道很可能也会随之消失。

### 11. 便秘可能会引起前列腺炎症

前列腺和直肠都位于盆腔，前列腺在直肠的前面，两者相挨，在离肛门不远处就能触及前列腺，这个特点方便医生进行前列腺指检。但是这对便秘者来说，会是前列腺健康的一个严重隐患。

拥有正常排便习惯的人，直肠和前列腺互不干扰，各自"安分守己"。但是有便秘情况的人，直肠就会影响到前列腺这个"邻居"了。储存在直肠的大便达到一定量时，直肠内压力升高，从而使人产生便意进行排便。但是如果便秘了，大便就会在直肠内长时间积存，时间越长，大便就愈加干燥，干燥的大便就会让直肠膨胀，对前列腺造成挤压，使局部血液循环不畅。长时间便秘还会产生大量的有害菌和毒素。长时间的挤压和毒素侵袭，可能会对前列腺造成损伤，慢慢就会导致前列腺炎症的出现或加重。

前列腺包膜是比较坚韧的，可以防止来自周围组织的细菌和毒素的侵袭，那么，为什么还会发生炎症呢？现代解剖学研究发现，在直肠和前列腺之间，有2~6条痔生殖静脉相通，直肠内的细菌和毒素可以通过这些痔生殖静脉进入前列腺，从而导致前列腺炎。

对于患有前列腺增生而且同时还有便秘情况的人来说，便秘会使排尿更困难，所以前列腺增生患者不能单纯治疗小便不畅，还要保证大便的通畅。

## 第3节 便秘的原因

### 1. 大肠蠕动能力减弱

肠道包括小肠、大肠和直肠。小肠负责吸收食物营养,大肠负责筛检残渣。

食物在小肠内被吸收营养后,剩下的残渣会被推送并储存在大肠,在大肠内的时间比较长。与在小肠内的挤压不同,食物残渣在大肠内的时光相对比较安静,因为大肠的性格比较"慢吞吞"的,时常处于慢动作的工作状态。在这个过程中,部分水液被大肠黏膜吸收,同时,大肠内的细菌不停地对这些残渣进行发酵作用,使之形成粪便。

通常直肠内应该是没有粪便的,而是首先由大肠分泌黏液软化大便,然后通过大肠的蠕动,将粪便推入直肠,再经直肠推出肛门。就是说,粪便是通过大肠分泌黏液和蠕动推动而被排出的,所以大肠黏液分泌和蠕动能力至关重要。如果大肠的这两项功能减弱,大肠推动大便往下部输送的能力就会下降,那么大肠内聚集的东西被输送到直肠的效率就会大大降低,就会出现便秘。所以,大肠要是"变懒",肠黏液分泌减少与肠蠕动能力降低,人体就会很容易发生便秘的情况。

### 2. 肠道菌群失调

前文已经提及,成年人的肠道内存在大量细菌,这些细菌重量加起来有2公斤左右。而且种类繁多,数量巨大,使得我们的肠道就像一个"细菌乐园"。

下面我们来了解一下这个"细菌乐园"中的各个"角色",它们分

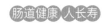

为三类:

表 3-1 肠道内的各种细菌

| 角色分类 | 代表菌种 | 性格特点 | 主要作用 |
| --- | --- | --- | --- |
| 有益菌 | 主要是各种双歧杆菌、乳酸杆菌等 | 对人体只有好处没有坏处 | 除了能够帮助人体合成各种维生素、抑制致病菌的生长、分解有害有毒的物质外,还有一项非常重要的作用:它们还能分泌乳酸、醋酸等,降低肠道内的 pH 酸碱度,加快肠道蠕动,产生"便感",消除便秘。 |
| 有害菌 | 主要是威尔斯李斯特菌、葡萄球菌、变形杆菌、绿脓杆菌等 | 对人体只有坏处 | 它们的作用和益生菌完全相反,它们可以产生各种有害物质,如致癌物质、引起高血压的物质等。这些有害物质不仅加大了肝脏的负担,还会使全身免疫力下降,导致疾病缠身、身体老化。 |
| 中性菌 | 如:大肠杆菌、肠球菌等 | 对人体可能有好处,也可能有坏处 | 中性菌在有益菌和有害菌之间转换。当有益菌占上风时,它们就转化为有益菌;当有害菌占上风时,它们就转化为有害菌。 |

在健康人的体内，这些细菌维持着一种生态平衡，大家相安无事、"一派和气"，但是，一旦这种平衡被打破，就会发生"暴乱"，某种有害菌成员就会大量繁殖，打压其他有益菌的生长，这种菌群的失调会对我们的健康造成很大的危害。

菌群一旦失调，我们肠道免疫系统的防守就会被逐渐击垮，肠道本身的消化吸收功能就会受到影响，从而引起肠道功能紊乱，很容易导致便秘、腹泻和肠道炎症等问题。

### 3. 肠道功能老化衰退

肠道作为人的第三年龄的象征，直接反映着人体的身体状态，肠道老化了人体全身也会跟着加快老化。

如今社会竞争越来越激烈，工作节奏快，很多人的饮食习惯不够健康，加上激素、抗生素、农药、化肥等的滥用，使得人们的肠道不断地遭受不良因素的影响，肠道超前老化的问题普遍存在，脆弱的肠道环境不堪一击，有的甚至没有了自我修复能力，肠道就像是被"沙漠化"了一样。肠道"沙漠化"的一个主要表现是肠道黏液层黏液的减少。而黏液层对肠道有着重要的防御作用，如果黏液层遭到了破坏，杯状细胞分泌黏液减少，再加上肠道内没有足够的水分，被"沙漠化"了的肠道环境变得燥涩不润，没有了软化和润滑作用，大便很难从肠道内顺畅地排出，从而很容易引起便秘。

如果便秘总是反反复复，长期得不到好转，可能还会损伤肠道黏膜，诱发更严重的肠道疾病。

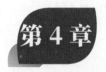

# 肠道疾病的规范治疗

　　在大致了解了常见的肠道疾病之后，我们在遇到这样的肠道问题时，就要重视起来。在日常生活中如果我们多加注意，保持良好的生活习惯，有些常见的肠道疾病是完全可以避免的。与其让娇嫩的肠道遭受"大麻烦"，不如我们现在开始在生活中多加注意一些小细节。

　　如果不幸患上了肠道疾病，为了避免病情加重，就应该接受规范治疗，所以了解肠道疾病的规范治疗也很有必要。

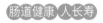

# 第1节 肠易激综合征

肠易激综合征虽然不会立即威胁到人的生命，但是会严重影响患者的日常生活，且长此以往还容易诱发更严重的肠道疾病，所以患者应高度重视肠易激综合征的规范治疗与护理。

肠易激综合征的常用治疗包括普通治疗、药物治疗和心理治疗三种。

### 1. 普通治疗

许多肠易激综合征病例一般都是由不良的生活习惯诱发，所以作为肠易激综合征患者，就要在日常生活中多加注意，培养良好的生活习惯，尤其要避免食用对自身来说比较容易引发肠易激综合征的敏感食物，如大豆、乳制品等容易产气的食物。医学界已有大量的研究证实，肠易激综合征与肠道菌群失调有关，所以建议肠易激综合征患者，根据自身需要，平时可以通过补充益生菌来调节肠道菌群平衡，保养肠道。

### 2. 药物治疗

如果肠易激综合征的某些症状已经影响到患者的睡眠、情绪等，应及时就医，并要谨遵医嘱服用药物进行治疗。

### 3. 心理治疗

目前，医学界还找不出肠易激综合征的确切病因，但是情绪冲突和压力会加重这种疾病的病情，所以通过心理咨询、催眠术等疗法，可以进行有针对性的治疗来缓解症状。

## 第 2 节  克罗恩病

目前，克罗恩病的确切病因仍未可知，也没有彻底的根治方法，目前唯一的治疗方法就是控制症状，很多患者带着这个病走完人生旅程。医学界目前普遍的治疗共识是有效缓解克罗恩病的症状，进一步改善患者的生活质量。

在我国，常见的治疗克罗恩病的药物中，糖皮质激素与免疫抑制剂或单克隆抗体对机体的免疫系统有所影响。如果克罗恩病出现并发症则需要进行手术治疗，在施行外科手术前，需要了解以往与现在用药的情况，并作减量调整或停药。营养不良是克罗恩病病人的特征之一，几乎每例有并发症的病人都有程度不等的营养不良，严重影响病人的预后。因此，在处理并发症时，应重视营养情况的调理。

在这里尤其要提醒的是，克罗恩病患者如果有吸烟的习惯，一定要戒烟。

## 第 3 节  结肠炎

结肠炎患者首先要做好自我护理。在生活中多注意饮食细节，避免一些不良的饮食习惯，是防治结肠炎的关键所在。由于不同的患者对不同的食物适应性也有差异，患者及家属应多注意通过观察病情及患者身体的反应来找出哪些食物对患者有益，哪些食物会加重病情，从而建立比较合理的饮食结构。

治疗结肠炎的药物主要有氨基水杨酸类、糖皮质激素和抗生素类药物。治疗结肠炎时要慎用抗生素,患者需要根据自己的病情按照医嘱服用相应的药物。结肠炎患者伴有出血、存在穿孔或即将穿孔等情况,中毒性结肠炎患者出现症状持续性或进行性加重时,应紧急手术处理。

除了注意饮食和使用药物外,保持心情愉悦对结肠炎患者也是非常重要的。要学会释放生活压力,及时调整自己的坏情绪。多培养一些生活情趣和爱好,对于预防结肠炎也有一定的作用。

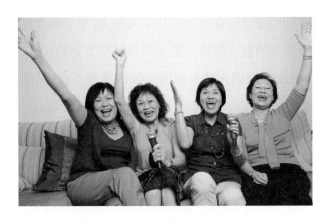

图 4-1　放松心情的结肠炎患者

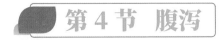

第 4 节　腹泻

腹泻不仅仅只是"拉肚子"的小问题,无论是成人还是儿童都要对腹泻加以足够的重视。全世界每年约有几百万的儿童死于腹泻病。可

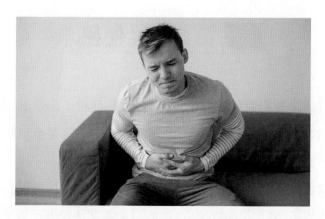

图 4-2　腹泻的中年男性

能很多人认为一旦腹泻就要吃小檗碱。对于与细菌有关的腹泻，患者吃小檗碱是正确的，因为小檗碱对多种细菌，如志贺菌、结核分枝杆菌、肺炎球菌等都有抑制作用，其中对志贺菌作用最强。但是对于与细菌无关的腹泻，小檗碱毫无作用。所以当遇到腹泻时，一定要找到腹泻的原因，对症下药。当发生腹泻时，很多人会想到使用止泻药，兵来将挡，水来土掩，腹泻当然就要止泻。但是这种想当然的做法，也存在着许多危害。

在没有经过针对病因的治疗时，腹泻在一定程度上其实是一种保护机制，它把一些坏死的细胞等毒素排出去，如果这些毒素排不出去，而是被人体吸收，人体可能就会产生中毒的症状。如果是腹部受凉、大量吃冷饮、吃刺激性食物和食物过敏等原因导致的腹泻，对于抵抗力比较强的人，排便两次之后腹泻就会消失，也可以不用药，但是如果老年人和孩子患有腹泻，最好就医并遵医嘱处理。

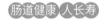
## 第5节 便秘

通过前文我们对便秘的了解可以知道,便秘会影响到我们的肠道健康、心脑健康、乳腺健康等等,可以说便秘的危害是全身的!便秘对人体诸多脏器都有危害,进而危害人体健康。

治疗便秘,首先要确定引发便秘的原因。对由药物或者器质性疾病引起的便秘,要积极治疗原发病,而对功能性便秘则应该重在恢复患者正常的肠动力和排便生理功能。

古人云:"有病,食先行。"便秘患者一定要注意自己的饮食结构,合理饮食。比如,对于老年人来说,随着年龄的增长,肠道功能逐渐衰退,肠道黏液的分泌功能也逐渐降低,所以在日常饮食中,应该注意多摄入一些促进肠道蠕动和润滑肠道的食物,比如富含膳食纤维的玉米、韭菜、南瓜、银耳、茯苓等食材。除了合理的饮食结构,便秘患者还要进行适量的运动。相关调查发现,经常久坐的人群便秘发病率明显高于普通人群,经常运动可以促进胃肠蠕动,有利于顺利排便。

有些急于通便的便秘患者往往会依赖泻药解决便秘问题。用泻药排出的大便是便水分离的。经常使用泻药,会使体内的水分大量流失,体内津液越来越少,便秘就会越来越严重。滥用泻药还会对大肠平滑肌细胞造成损伤,导致大肠对肠内容物刺激的反应性降低,使大肠功能紊乱,从而进一步加重便秘。所以使用泻药可以解一时的燃眉之急,但千万不要长期使用泻药。

# 肠道的自我保健与调养

　　肠道是健康的保证,是生命的基石。善待我们的肠道就是善待我们的生命。肠道的养护其实很简单,只要我们学会"投其所好",一切以肠道的喜好为标准即可:均衡营养,不要暴饮暴食;适当做舒畅身心的运动,保持肠道的健康蠕动……肠道的养护并不需要我们做什么复杂的事情,但是这是个持久战,靠的是我们的自律与坚持。下面将为大家提供一些饮食、运动等方面的建议,这些对肠道的养护是非常有帮助的。

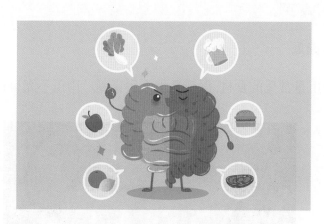

图 5-1　"爱憎分明"的肠道

## 第1节 增加膳食纤维的摄入

平时经常提醒大家多吃水果和蔬菜的人,对大家一定是真爱。

"便秘了,你得多吃点水果蔬菜!"这是我们便秘后听到的最多的话,这也是大家普遍知道的常识。那么为什么平时要多吃水果和蔬菜呢,尤其是在我们有便秘的症状之后?因为水果和蔬菜富含膳食纤维。膳食纤维被营养学界补充认定为第七类营养素,和传统的六类营养素——蛋白质、脂肪、碳水化合物、维生素、矿物质与水并列。膳食纤维对人体的作用首先在于促进胃肠道蠕动,加快食物通过胃肠道,减少吸收,此外,膳食纤维在大肠中能吸收水分,软化大便,可以起到防治便秘的作用。

下文将介绍一些富含膳食纤维的食材,它们也是有助于通便的食材中的"高手"。

### 1.南瓜

南瓜是常见的食材,深受各地人民喜爱。南瓜不光有很高的营养

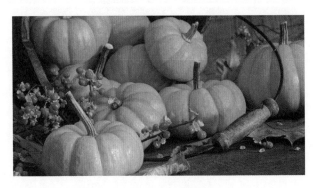

图 5-2 黑龙江有机宽板南瓜

价值,还有很好的药用价值,尤其是用于治疗便秘。明代云南嵩明人兰茂所著的《滇南本草》中记载:"南瓜性温,能润肺益气,化痰排脓,治咳止喘,疗肺痈与便秘,并有利尿、美容等作用。"南瓜中含有的植物性活性粗多糖对免疫调节、保护和修复胃肠道黏膜、改善肠道功能有很好的效果。

> ### 南瓜小知识
>
> 南瓜含有丰富的维生素 A、$B_2$、C 和 E 以及膳食纤维,它对人体的心脏、循环系统、肠道内环境和皮肤都有好处,对糖尿病的治疗也有一定的辅助作用。南瓜的品种很多,其中有机宽板南瓜与普通南瓜相比,营养价值和药用价值更高,尤其是这种特殊的南瓜含有的既能通便又能改善肠道内环境的功能因子——粗多糖的含量,比普通南瓜的含量要高很多。

### 2. 银耳

银耳也叫白木耳、雪耳、银耳子等,属于真菌类银耳科银耳属,有"菌中之冠"的美称,是食疗佳品。

银耳含有丰富的营养物质,主要有维生素 D,它能防止钙的流失;银耳蛋白质中含有 17 种氨基酸,还能提供人体所必需的氨基酸中的 3/4;银耳还含有多种矿物质,如钙、磷、铁、钾、钠、镁、硫等,其中钙、铁的含量很高;银耳中还含有海藻糖、多缩戊糖、甘露醇等肝糖,营养价值很高,具有扶正强壮的作用,是一种高级滋补品。最重要的是,经现代科学研究证实:银耳中的中药成分多糖还有保护胃肠黏膜、软化粪便、调节血糖与血脂、延缓衰老等作用,无论从哪种角度看,银耳都是有助

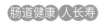
于健康的好食材!

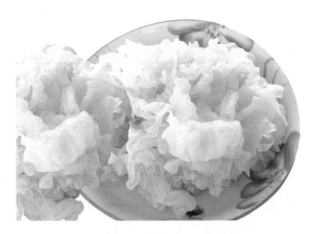

图 5-3　四川通江银耳

## 银耳小知识

　　银耳和菠菜一起吃会影响维生素 C 的吸收,所以吃银耳时不能吃菠菜,吃白萝卜的时候也不能吃银耳,容易诱发皮炎;如果人们正在患风寒感冒和咳嗽,最好也不要吃银耳,以免咳嗽的时间过长,加重感冒的症状。

### 3. 萝卜

　　萝卜素有"小人参"的美称,尤其是到了冬天,几乎是家家户户饭桌上的"常客"。不要小看普普通通的萝卜,它可是物美价廉的健康好食材。

　　现代营养学研究表明,萝卜营养丰富,含有丰富的碳水化合物和多种维生素,其中维生素 C 的含量比梨高 8~10 倍,还含有大量的植物蛋

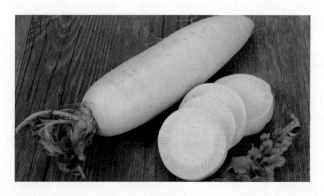

图 5-4 萝卜

白和叶酸,食入人体后有助于洁净血液和皮肤,同时还能降低胆固醇,有利于维持血管的弹性。除此之外,萝卜还有很高的药用价值。中医认为,萝卜可增强机体免疫力,并能抑制癌细胞的生长,对防癌、抗癌有重要作用。萝卜中的 B 族维生素和钾、镁等矿物质可能促进胃肠蠕动,有助于体内废物的排出。

## 萝卜小知识

中医认为,萝卜在"五色"中为白,五行中属金,五脏中入肺,性味甘辛凉,归肺脾经,能下气消食,润肺解毒,针对气胀、食滞、消化不良和大小便不通畅等问题很是拿手。萝卜的成分对呼吸及行运消化功能有着极为显著的影响,萝卜皮中含有辛辣的芥子油,能够刺激味觉,开胃,并促进食欲。

萝卜不宜与党参、黄芪一同食用。萝卜有"下气"和"消滞"的作用,因此与补气类药物(如人参、党参等)同食会对药效发挥产生一定的阻碍。

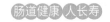

## 4. 地瓜

地瓜是非常好的食品,被誉为"冠军蔬菜",这源于它的营养成分和结构。其维生素 $B_1$、维生素 $B_2$ 的含量分别比大米高 6 倍和 3 倍,特别是地瓜含有丰富的赖氨酸,而大米、面粉中恰恰缺乏赖氨酸。

根据科学研究,吃地瓜是不会使人发胖的,相反地瓜还是一种理想的减肥食品。因为它的热量非常低,比米饭低得多,所以吃了之后不必担心会发胖,反而可起到减肥的作用。一个小地瓜 ( 约 100g) 可提供 2 倍量的人体每天所需的维生素 A、1/3 量的人体每天所需的维生素 C 和约 50μg 的叶酸 , 其中膳食纤维的含量高于一碗燕麦粥 (约 100g)。

地瓜中高含量的膳食纤维有促进胃肠蠕动、预防便秘和结直肠癌的作用,所以常吃地瓜非常好。但是需要注意的是,由于地瓜的糖分含量比较高,所以患有糖尿病的人不要多吃。

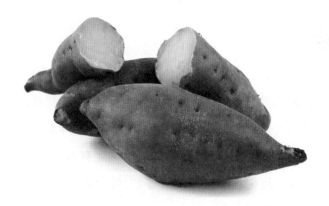

图 5-5 地瓜

**地瓜小知识**

地瓜含有丰富的黏液蛋白,这是一种多糖与蛋白质混合物,对人体有特殊的保护作用,能保持消化道、呼吸道、关节腔、膜腔的润滑和血管的弹性,由于这种物质可防止物质在动脉管壁上沉积而引起的动脉硬化,可以防止肝及肾脏等器官结缔组织的萎缩,可以减缓人体器官的老化,提高肌体免疫力。白地瓜还含有糖蛋白,具有很好的抗突变、降血脂和增强免疫力的作用。

**5. 韭菜**

韭菜有很高的营养价值,主要营养成分有维生素 C、维生素 $B_1$、维生素 $B_2$、烟酸、胡萝卜素、碳水化合物及矿物质。在中医里,有人把韭菜称为"洗肠草",因为韭菜含有丰富的纤维素,每 100g 韭菜中含有 1.5g 纤维素,含量高于大葱和芹菜,可以促进肠道蠕动、预防大肠癌的发生。

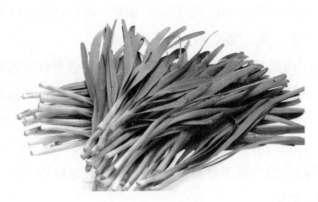

图 5-6 韭菜

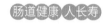 

韭菜还能帮助减少人体对胆固醇的吸收,起到预防和治疗动脉硬化、冠心病等疾病的作用。

### 韭菜小知识

韭菜虽然对人体有很多好处,但也不是多多益善。《本草纲目》就曾记载:"韭菜多食则神昏目暗,酒后尤忌"。现代医学认为,有阳亢及热性病症的人不宜食用。韭菜的粗纤维较多,不易消化吸收,所以一次不能吃太多韭菜,否则大量粗纤维刺激肠壁,往往引起腹泻。所以每次食用量最好控制在 100~200g,不能超过 400g。

### 6. 芹菜

芹菜营养丰富,含有较多的钙、磷、铁及胡萝卜素、维生素 C、维生素 P 等。据现代科学分析,每 100g 芹菜中含有 2.2g 蛋白质、0.3g 脂肪、1.9g 糖类、60mg 钙、8.5mg 铁,还含有胡萝卜素和其他多种 B 族维生素,此外还有蛋白质、甘露醇和食物纤维等成分。

芹菜有"血管清道夫"之称。芹菜叶茎中还含有具有药效功能的芹菜素、佛手柑内酯和挥发油,具有降血压、降血脂、防治动脉粥样硬化的作用,对神经衰弱、月经失调、痛风、肌肉痉挛也有一定的辅助食疗作用。它还能促进胃液分泌,增加食欲,特别是老年人,由于身体活动量小、饮食量少、饮水量不足而易患大便秘结,经常吃点芹菜可刺激胃肠蠕动,利于排便。

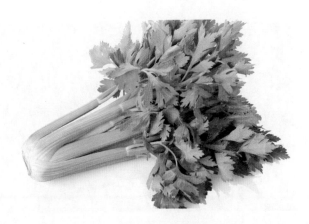

图 5-7 芹菜

## 芹菜小知识

人们吃芹菜时应注意两点：一是芹菜属凉性食物，阳盛者常吃可清火，阴虚者则不宜多吃，多吃会导致"胃寒"，影响消化，大便变稀；二是芹菜所含营养成分多在菜叶中，应连叶一起吃，不要只吃茎秆而丢掉叶。

### 7. 茯苓

茯苓是长在松树根下的，古代叫伏灵，又叫"四时神药"，因为它功效非常广泛，不分四季，将它与各种药物配伍，不管寒、温、风、湿等病症，都能发挥独特的功效。

历代医家、养生学家都把茯苓看成养生延寿的珍品。《神农本草经》中记载："久服安魂养神，不饥延年。"有营养学家对古代的一些补益药方进行分析，发现补益中药中使用率最高的一味中药就是茯苓。

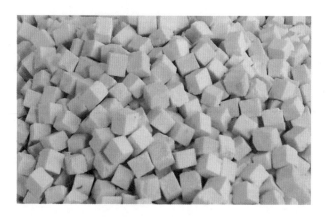

图 5-8　茯苓

### 茯苓小知识

茯苓有利尿的作用，如果一旦过量服用，那么就会导致小便次数过多。同时"肾虚"患者食用之后，会加重疾病症状，甚至出现滑精等情况，所以应注意服用剂量，特殊人群应遵医嘱，容易口干以及气虚体弱的患者应该避免服用，否则会对身体造成危害。服用茯苓应避免食用米醋、浓茶等物质，并注意一次服用的剂量不宜太大，否则易发生中毒、过敏等症状，比如腹痛、皮肤红肿、支气管哮喘发作等情况。

### 8. 空心菜

空心菜一般是指"蕹菜"，是番薯属光萼组植物。空心菜是碱性食物，并含有钾、氯等调节水液平衡的元素，食用后可降低肠道的酸度,预防肠道内的菌群失调,对防癌有益。其中所含的烟酸、维生素C 等能降低胆固醇、甘油三酯,具有降脂减肥的功效。空心菜中的叶绿素有"绿色精灵"之称,可洁齿防龋除口臭,健美皮肤。

空心菜的粗纤维的含量较丰富,这种食物纤维是植物细胞壁的主要组成部分,它包括纤维素、半纤维素、木质素、果胶等组成部分,是动物消化系统或酶所不易分解和吸收的物质,具有促进肠蠕动、通便解毒的作用。

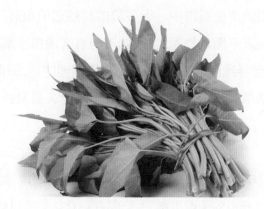

图 5-9  空心菜

## 空心菜小知识

空心菜性凉,菜汁对金黄色葡萄球菌、链球菌等有抑制作用,可预防感染。因此,夏季如果经常吃空心菜,可以防暑解热、凉血排毒、防治痢疾。空心菜嫩梢中的蛋白质含量比同等量的西红柿高 4 倍,钙含量比西红柿高 12 倍多,并含有较多的胡萝卜素。

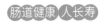
# 第2节 补充益生菌

人体健康源自体内微生态的平衡,菌群平衡对机体的免疫反应、营养均衡、抗衰老等都有促进作用。一旦平衡状态被打破,疾病就会乘虚而入。益生菌就是维持这种平衡的有力保障。

前文讲到,肠道细菌数量庞大,分为有益菌、有害菌和中性菌三种,主要集中在我们的消化系统中。大多数的时候它们和谐共处,保持着肠道微生态的动态平衡。然而,当人体内的有害菌由于某种原因开始大量增殖时,就会导致菌群失调,如果不加以调理的话,菌群长期失调,有害菌数量逐渐增多,人体就会"闹脾气",可能会引发各种不适甚至疾病。

科学家认为,益生菌在肠道内的大量繁衍可促进并提高人体的全身免疫能力。随着年龄的增长,人体逐渐衰老,益生菌的数量也会逐渐减少,所以为了维持肠道的菌群平衡,人们要有补充益生菌的意识。

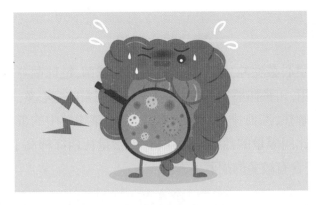

图 5-10 缺乏有益菌的肠道

### 1. 影响人体益生菌数量的因素

我们已经知道,益生菌对人体健康非常有用,那么是不是只有身体出现问题时才要服用益生菌呢?

答案当然是否定的! 正确的答案是:几乎人人都需要补充益生菌!

这个说法是否言过其实? 现在分析我们就通过我们的食物、水、生存环境来找找原因。

第一,现在的食物中添加剂太多。食品的过度加工,让食物越来越不安全,很多食物中都含有防腐剂、增稠剂、香精、香料等人工添加剂,非常不利于体内有益菌的生存与增殖。

第二,滥用抗生素。几乎所有人都用过抗生素,常见的抗生素类药物有青霉素、红霉素、阿奇霉素、头孢菌素类药物 (如头孢克洛)。它们在杀死体内有害菌、帮我们治病的同时,也会殃及体内的有益菌。

第三,饮用水不安全。环境污染越来越严重,人体每天必需的空气和水的质量都在下降。水是维持生命的必备条件,但是我们的饮用水面临着各种各样的安全问题,比如自来水的二次污染,桶装水质量问题层出不穷等。质量不良的饮用水会或多或少地损害人体内的益生菌的生长繁殖。

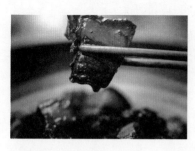

图 5-11 油腻食物不利于肠道有益菌的增殖

第四,饮食结构不均衡。植物性食物才是益生菌最喜欢的,但是很多人都是“肉食动物”,肉类食物不利于肠道菌群的生长和繁殖,长此以往,肠道菌群的活性就会大大降低,所以爱吃肉的人更容易得“富贵病”。

第五,食物中的重金属和农药残留

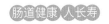

超标。虽然我们在生活中已经很注意饮食安全,但是农药、重金属残留还是让人防不胜防。食品安全已经成为社会最关注的问题。蔬菜在种植过程中过多地使用农药、化肥,再加上土壤污染等,导致蔬菜中农药、重金属可能残留过量,这也成为危害人体有益菌的一大因素。

第六,工作、生活压力大。生活节奏快,工作忙,买房、养老以及孩子的教育支出等各方面让人们压力剧增,体内有益菌对人体的压力状况极为敏感,因为压力增大会改变人体内的荷尔蒙平衡,导致人体内的有益菌群数量减少。

### 2. 最需要补充益生菌的六种人

生活中,大多数人平时并没有感觉到身体不适的情况,所以并没有通过补充益生菌来保养身体的意识。但是,以下六种人,最好及时补充益生菌。

(1)肠胃功能不好的人:常见症状如经常便秘、腹泻、消化不良、胀气、口臭等。

(2)有慢性或老年基础性疾病的人,如"三高"、糖尿病等。

(3)免疫力低下、身体弱的人,常见症状有经常疲劳、易患感冒、容易过敏、术后虚弱等。

(4)患有以下大病重病的人,如冠心病、癌症等。

(5)一些体质较弱的特殊人群,如孕妇、婴幼、儿童等。

(6)经常应酬、饮酒多的人,或饮酒后易感不适,有以下反应如头晕、头痛、呕吐、肝脏损伤等。

### 3. 益生菌应该怎么选

挑选和服用益生菌是非常有讲究的。有的人看似每天都在补充益生菌,但如果方法不当,有可能服用的就是一堆益生菌的"尸体",对健康毫无帮助。

大家在挑选益生菌的时候要注意以下四个方面。

"有名有姓"的专利菌种更可靠。选择益生菌,最关键的是要辨别菌种。菌种是鉴别益生菌好坏的基础。不同种类的菌种,功效会大有不同。有专利的益生菌菌种,无论是功效、肠道耐受性、活性等都更可靠,比如双歧杆菌、植物乳杆菌 LP45 菌株、嗜酸乳杆菌 La28 等。

补充益生菌菌种要符合自己的体质。因为地域和饮食文化的差异,不同国家的人体质并不相同,肠道内的菌群也并不完全相同。比如,西方人和中国人的体质就有所不同。西方人饮食中肉类占比较大,每日例行的三餐食谱中,面包、奶酪、果酱、黄油、生蔬菜、牛肉等是必不可少的,饮食以肉食、生食、冷食为主。中国人饮食讲究"色、香、味、形"俱全,在烹饪方式上也比较多样,煎、炒、烹、炸、焖、熘、炖、烤等,应有尽有。

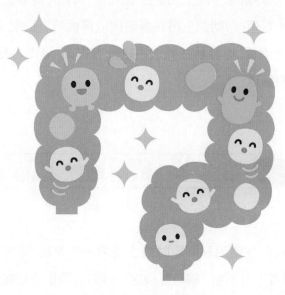

图 5-12 肠道有益菌

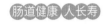

所以, 选用符合自己体质的益生菌更有利, 比如中国人选择益生菌, 最好选择符合亚洲人体质的益生菌。

益生菌一定要能"活着"到达肠道。评价一种益生菌菌株数量的标准不是看它的原始菌株有多少, 而一定要看, 能够达到肠道发挥作用的活性菌株是多少。如果不能为人体所用, 菌株数量再多也是没有意义的。益生菌必须到达肠道"定植"才能发挥作用, 但是, 很多益生菌在从口腔进入胃及肠道的过程中, 会被唾液、胃酸和胆盐等消化液"杀死", 只有极少一部分益生菌能够"活着"到达肠道定植, 发挥作用。如果我们吃进去的只是一堆益生菌的"尸体", 那么我们补充益生菌就没有意义了。在选择益生菌产品的时候, 我们最好选择获得国家专利的益生菌, 因为它们"有名有姓", 在益生菌的安全和活性方面更有保障。

选择益生菌产品, 还有很重要的一点, 就是不要忽略了益生元, 比如低聚木糖、水苏糖等。益生元是益生菌的"食物", 能够促进肠道有益菌群的增长和繁殖, 帮助益生菌在肠道内取得优势。搭配了益生元, 益生菌就会如虎添翼, 更容易在肠道中排除有害菌, 进而占据优势, 更好地呵护我们的肠道。

## 第3节　慎用通便产品

便秘是人体肠道出现问题时最主要的一个表现, 需要及时找出原因, 但便秘患者千万不要"病急乱投医"。那么, 我们应该如何区别泻药和科学地选择通便产品呢?

泻药的种类繁多而且起效原理也不相同,首先我们先来详细了解下常见的泻药都有哪些。

### 1. 容积性泻药

容积性泻药也称膨胀性通便药或称膨松药,它在肠道内不会被吸收,同时能吸收水分,使肠内容物体积增加,从而促进肠道运动引起排便的一类药物。硫酸镁、硫酸钠、甲基纤维素、琼脂等是常见的容积性泻药,欧车前、聚卡波非钙,粗加工的麸皮等也是很好的容积性泻药。

便秘患者在服用此类泻药时必须要注意的是,增加饮水量,以保证大便松软,否则虽然大便的体积增大了,但由于粪便干结坚硬,仍会出现排出困难的情况。

### 2. 润滑性泻药

润滑性泻药的主要作用就是润滑肠道,软化粪便,让粪便不再那么干燥,从而容易排出。常见的这类泻药是液体石蜡。

液体石蜡是一种不被人体吸收的、无色透明的矿物油,它能阻碍肠道对水分的吸收,产生润滑肠壁、软化粪便的作用,但其作用相对较弱,不宜大剂量使用。长期摄入会引起消化道障碍,影响脂溶性维生素(如维生素 A、D、K)和钙、磷等的吸收,容易造成脂溶性维生素缺乏症,并且有可能会产生肛门刺激症状。

### 3. 刺激性泻药

前两种泻药所引起的排便反应与刺激性泻药相比相对来说还是比较温和的,而刺激性泻药就不同了。顾名思义,刺激性泻药就是利用药物本身或药物在人体的代谢产物,强制性刺激倦怠如蜗牛的大肠蠕动,如果不动,就狠狠地"戳",简单粗暴,使肠道蠕动增加,促进大便排出。刺激性泻药直接"戳"的是肠道黏膜和肠壁神经丛,经常使用有可能会引起大肠肌无力,不但通便效果降低,还会形成药物依赖。比较常见的这类药物有番泻叶、大黄、酚酞片(果导片)等。刺激性泻药仅仅适合大便嵌塞和需要迅速排便的人临时使用,切不可长期使用。

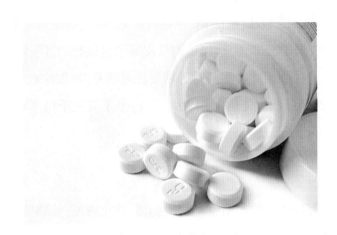

图 5-13　刺激性泻药

使用泻药可能会引起胃肠道不良反应,比如腹痛、腹泻等。长期或者大量使用泻药,可能导致大量水分和电解质丢失,引起水电解质紊乱。少数人还可能出现结肠张力降低或结肠功能丧失。如果应用栓剂类泻药,会引起肛门或直肠局部刺激,反复使用会导致直肠炎或者局部上皮糜烂。

总而言之,辅助通便时一定要选择没有副作用或者副作用相对较小的药物,这样不但能帮助我们顺畅、舒适地通便,还能调理并且养护好受损的肠道,重建规律的排便习惯。

# 第 4 节　养肠小妙招

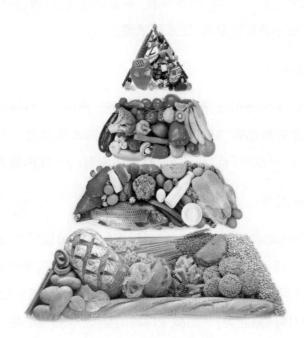

图 5-14　健康饮食

由于生活压力大, 工作节奏快, 再加上饮食不够均衡等因素, 罹患胃肠道疾病的现代人越来越多。

常言道:"身体是革命的本钱。"要想拥有一副健康的体魄, 在日常生活是注意养护肠道、保持肠道健康尤为重要。

### 1. 注意保暖

要注意保暖, 尤其要注意腹部的保暖, 尤其是秋天之后, 要及时增添衣服, 睡觉时盖好被褥, 防止腹部着凉而引发胃痛或加重旧病。

### 2. 健康饮食

肠道是个喜食清淡的"素食主义者"。平常的饮食以温、软、淡、素、鲜为宜;饮食上定时定量,少食多餐,不要吃过冷、过烫、过硬、过辣、过黏的食物,更不要暴饮暴食,要戒烟禁酒。

### 3. 心情愉悦

保持精神愉快和情绪稳定,避免紧张、焦虑、恼怒等不良情绪的刺激。注意劳逸结合,防止过度疲劳。人体本身就是一个较为系统的调节机构,可以进行自我调节,心情愉悦有助于体内器官的保养。

### 4. 适度运动

适度的运动有助于肠胃正常运行,例如健走可以提高肠道的活力,防止便秘;相反,久坐不动的话,肠道也会跟着"偷懒",影响消化吸收机能。有肠胃问题的人可以结合自己的体征,进行适度的运动锻炼,这样可以提高机体抗病能力,从而减少疾病的复发,保持身心愉悦。

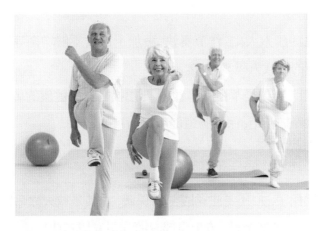

图 5-15 适度运动可防止便秘

在这给大家推荐一套简单的瑜伽动作,帮助消除胃肠胀气、促进肠道蠕动。第一步:仰卧,将膝盖抬至胸口并抱住,脸贴近膝盖,维持这个动作并呼吸 30 秒,注意让膝盖紧靠胸口,以利于刺激肠道;第二步:抬起左脚,将脚后跟置于弯曲的右脚大腿旁,并用右手肘将左脚夹住,左手放在腰后方并吸气;第三步:一边吐气,一边扭转身体,将肩膀转向左侧,维持扭转的状态并呼吸 30 秒。最后慢慢回到第一步的动作,然后换另一只脚重复上述动作。

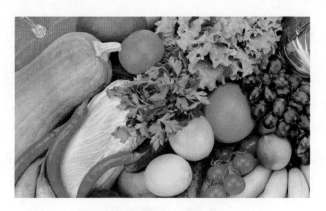

图 5-16　富含膳食纤维的食物

### 5. 定时排便

便秘已成为常见的肠道疾病之一,人们在日常生活中的不良习惯,也是导致便秘的主要原因。所以养护肠道,也要从改掉不良习惯做起。

在排便的时候要专心,不要看书、看报或者看手机。上厕所看书、看报或看手机的习惯非常不健康,会使得排便时注意力分散,导致便意消失,增加排便困难,排便时间过久;避免憋便,一有便意就应该及时去解决,强行憋便会使便意消失,日久就会引起便秘;作息规律,最好养成

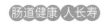
晚上 11 点前入睡, 早上 7 点起床的习惯; 摄入充足的水分, 成年人每天摄入的水分应不少于 2000mL, 尤其是早上应空腹喝一杯温水; 多吃富含膳食纤维的食物, 如蔬菜、菌类、薯类、海藻类、豆类 (禁忌证患者应遵医嘱) 等食物可软化大便, 每一餐的饮食中, 应保证有上述一种或两种食物。

还是那句话: 有病, 食先行。在日常饮食中, 我们怎样既能满足贪婪的味蕾, 又能保养好肠道呢? 下面为大家推荐 16 道富含膳食纤维的家常小菜, 烹饪起来简单方便又可口。

### 1. 香菇苦瓜

干香菇用水泡发, 洗净, 再挤出里面存留的水分, 最后将其切丝; 苦瓜洗干净后, 去瓤, 切成条, 在沸水中滚烫一下, 捞出沥干水分, 放置待用; 炒锅倒油烧热后, 在锅里放入香菇丝翻炒, 下入苦瓜条翻炒至熟; 放入少许的盐、红椒丝、料酒、白糖、味精及少许泡香菇水, 烧熟即可。

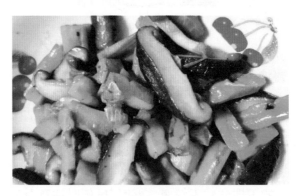

图 5-17 香菇苦瓜

### 2. 黑木耳拌洋葱

黑木耳用水发后择洗干净, 撕成小朵, 用沸水焯烫, 捞出晾干; 洋葱择洗干净, 切小片; 取小碗, 加盐、醋、香油搅拌均匀, 制成调味汁; 将调味汁浇淋在洋葱和焯好的黑木耳上面, 拌匀即可。

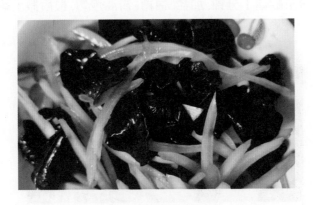

图 5-18  黑木耳拌洋葱

### 3. 滑子菇小白菜

滑子菇洗净, 用温水焯过后晾干备用; 小白菜洗净, 切片; 锅内加油

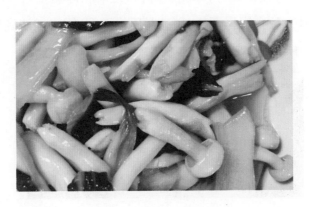

图 5-19  滑子菇小白菜

烧热后, 放入滑子菇翻炒, 锅内加入盐、生抽炒入味后再放入小白菜, 稍翻炒后加入味精调味起锅装盘即可。

### 4. 胡萝卜炒杏仁

胡萝卜洗净, 切成丝; 油锅烧热, 倒入胡萝卜丝炒熟, 加入虾仁、杏仁片、少许粉条翻炒 1 分钟, 加盐、白糖、酱油炒匀, 最后撒上香菜即可。

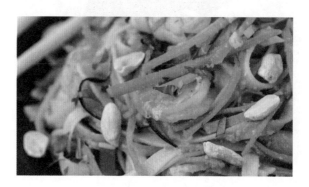

图 5-20　胡萝卜炒杏仁

### 5. 芝麻红薯

芝麻炒香, 盛出碾碎; 冰糖砸碎; 将芝麻和冰糖搅匀; 红薯去皮洗净, 切成小块, 放入锅里蒸熟, 稍凉时压成薯泥; 锅中加油烧热, 放入薯

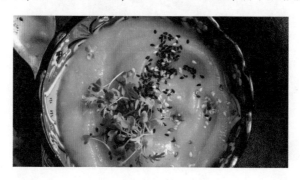

图 5-21　芝麻红薯

泥反复翻炒,炒干后调入白糖,再点入一些油,翻炒几下撒上芝麻香菜即可。

### 6. 玉米煎饼

玉米面、蛋液拌匀,倒入鲜奶和中筋面粉调成糊;平底锅烧热,改小火,锅底抹上少许食用油,倒入适当的面糊煎至金黄色,再翻面煎 1 分钟;其余面糊依次舀入煎成饼,码放盘中即可。

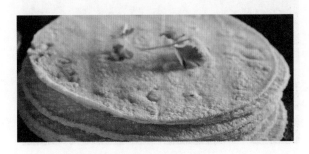

图 5-22　玉米煎饼

### 7. 珊瑚卷心菜

卷心菜洗净撕开,焯水装盘,将鸡蛋炒好,两者拌匀,葱姜洗净切丝;另起锅加油烧热,将葱、姜翻炒,然后加白糖;油晾凉浇在卷心菜上,淋红油、醋,拌匀即可。

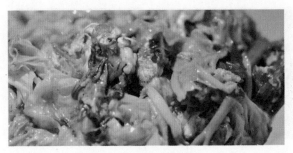

图 5-23　珊瑚卷心菜

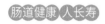
### 8. 醋熘白菜

将白菜洗干净，切菱形，用盐腌制，挤去水分待用；再在小碗内放入盐、白糖、醋、葱末、水、淀粉调成料汁；炒锅倒油烧热，将花椒放入锅先煸一下取出，再放入干辣椒炸至呈褐红色时，放入白菜，用大火炒熟后，调入料汁，用水淀粉勾芡即可。

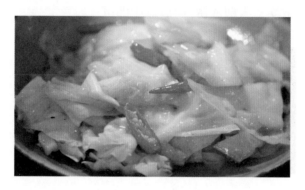

图 5-24　醋熘白菜

### 9. 玉米黄糕

玉米粉加水、吉士粉、泡打粉、白糖调匀成面团，发酵 5 分钟；将面团上笼蒸熟后取出，切菱形块即可。

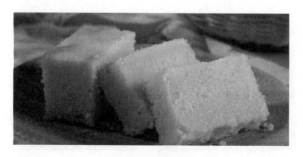

图 5-25　玉米黄糕

### 10. 蒸黄鱼

黄鱼处理干净,加盐、黄酒抹匀;撒上葱丝、干椒,上蒸笼蒸 5 分钟;取出蒸好的鱼,浇上豉油,再淋上烧热的油即可。

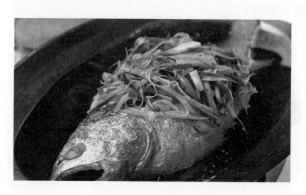

图 5-26　蒸黄鱼

### 11. 鸡蛋南瓜盅

鸡蛋取蛋清,加白糖搅散备用;南瓜洗净,在顶部开一道口,掏空瓤;将蛋液倒入南瓜内,加入牛奶拌匀,上蒸笼蒸熟即可。

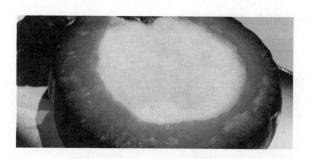

图 5-27　鸡蛋南瓜盅

## 12. 木耳金针菇炒芹菜

木耳泡发, 洗净撕成小朵, 金针菇洗净, 一起焯水, 捞出, 芹菜洗净切段, 山药洗净切片; 锅中放油烧热, 下芹菜段炒至变色, 再放木耳、金针菇炒匀, 调入味即可。

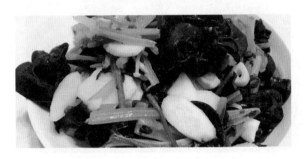

图 5-28　木耳金针菇山药炒芹菜

## 13. 腰果西芹炒肉

西芹清洗干净切段, 百合清洗干净剥好, 甜红椒去蒂洗净切片, 胡萝卜清洗干净切片, 鸡胸肉切块, 腰果清洗干净; 油下锅烧热, 放入腰果略炸一会儿, 然后放入鸡肉、西芹、百合、甜红椒、胡萝卜一起炒, 加盐、糖炒匀, 待熟后用水、淀粉勾芡, 装盘即可。

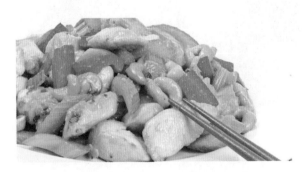

图 5-29　腰果西芹炒肉

### 14. 蜂蜜蒸萝卜

将萝卜洗净,然后挖空萝卜中心的肉,挖时要小心,不要有破损;在挖空的萝卜中装入蜂蜜,放入大瓷碗中;然后放上蒸笼隔水蒸熟即可,也可以将萝卜洗净去皮后,切块与蜂蜜拌匀,然后上蒸笼,隔水蒸熟。

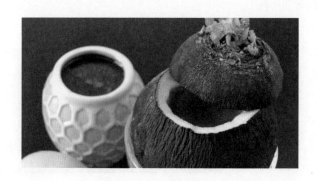

图 5-30  蜂蜜蒸萝卜

### 15. 菠菜拌核桃仁

将菠菜洗净,焯水,装盘待用;核桃仁洗净,加沸水入锅中焯水至熟,捞出碾碎,倒在菠菜上;用香油、蚝油、盐和鸡精调成味汁,淋在菠菜核桃仁上,搅拌均匀即可。

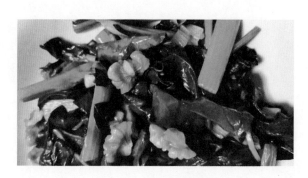

图 5-31  菠菜拌核桃仁

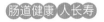
### 16. 山药炒虾仁

山药、胡萝卜均去皮洗净,切条状;虾仁洗净备用;芹菜、芦笋洗净,切段;水入锅烧开,分别将山药、胡萝卜焯水后,捞出沥干备用;油下锅烧热,放入虾仁滑炒片刻,再放入山药、芹菜、芦笋、胡萝卜一起炒,加盐、鸡精调味即可。

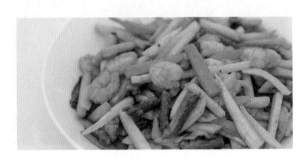

图 5-32　山药炒虾仁

# 参考文献

[1] 陈日益.便秘促发乳腺癌[N].保健时报,2012-05-31(4).

[2] 蔡松铃,刘琳,战倩,等.膳食纤维的黏度特性及其生理功能研究进展[J].食品科学,2020,41（3）:224-231.

[3] 丁树栋.便秘伴失眠验案[C]//第三十一届全国中西医结合消化系统疾病学术会议论文集.2019.

[4] 光冈知足.肠内革命:年轻10岁的肠道健康法[M].金松,译.武汉:湖北科学技术出版社,2016.

[5] 韩菲菲,彭丽媛,张学斐,等.肠道黏液屏障功能的研究进展[J].动物营养学报,2018（12）:4769-4775.

[6] 侯淑敏.糖尿病患者便秘原因分析及护理管理研究进展[J].护理管理杂志,2015,15（5）:335-337.

[7] 解辉,王希香,邹洪敏.护理干预对老年糖尿病便秘患者的影响[J].中国实用医药,2013,8（30）:232-233.

[8] 李博.胃靠养,肠靠清[M].南京:江苏凤凰科学技术出版社,2016.

[9] 黎介寿.认识克罗恩病的特性[J].中国实用外科杂志,2013,33（7）:535-537.

[10] 李论,李贵学.便秘与血脂异常患者临床初探[J].中国民康医学,2014,26（24）:4-5,8.

[11] 李倩,饶波,刘新献.老年高血压患者便秘风险评估与预防护理[J].护理学杂志,2012,27（1）:37-38.

[12] 黎庆宁,聂玉强.便秘患者结肠镜检查结果分析[J].中华消化杂志,2005,25(2):118-119.

[13] 刘仍海,孙连祺,玄权哲.便秘走开轻松常在[M].北京:金盾出版社,2012.

[14] 林新.肠道健康手册[M].北京:中国纺织出版社,2011.

[15] 马克·A.布鲁奈克.益生菌是最好的药[M].王丽,译.长春:吉林文史出版社,2008.

[16] 宋颖,高丽洁.大肠黑变病及相关因素分析[J].云南中医中药杂志,2009,30（7）:26-27.

[17] 吴楚平,黄筱声.膳食、膳食纤维和便秘与大肠癌的关系[C]//"健康食品与功能性食品配料"学术研讨会暨2016年广东省食品学会年会论文集.2016.

[18] 吴国泰,牛亭惠,王水明,等.长期便秘诱导动脉粥样硬化的实验研究[C]//中国药学会第十三届青年药学科研成果交流会论文集.2016.

[19] 王后福,李鹏飞,矣国,等.微生物营养物质代谢与微生物-肠-脑轴互作研究进展[J].动物营养学报,2020（1）:28-35.

[20]肖冉.肠道健康手册[M].北京:人民军医出版社,2008.

[21] 张宝莹,韦爱玲,陈兴洲,等.便秘与老年痴呆关系的调查[J].中国老年学杂志,2009,29（22）:2935-2937.

[22] 张明选,戴春福.便秘及其他肛肠疾病与慢性前列腺炎相关性机理探讨[J].辽宁中医杂志,2003,30（11）:900-901.

[23] 赵培珠,孟雄英,王玲,等.排便对高血压患者血压的影响[J].心血管康复医学杂志,2010,19（4）:434-435.

[24] 张延琳,石玲琍,李元梅.口臭与胃肠道疾病和口腔疾病的相关性研究[J].临床口腔医学杂志,2011,27（9）:533-535.

[25] 朱宗涛,韩冰,万峰,等.益生菌对糖尿病干预作用的研究进展[J].食品工业科技,2017（22）:321-324.

[26] BHARUCHA A E, PEMBERTON J H, LOCKE G R.American

gastroenterological association technical review on constipation[J] .Gas troenterology,2013,144(1):218-238.

[27] WALD A, SCARPIGNATO C,MUELLER-LISSNER S,et al.A multinational survey of prevalence and patterns of laxative use among adults with self-defined constipation[J].Alimentary Pharmacology & Therapeutics,2008,28(7):917-930.